AF462893

COUP-D'ŒIL

SUR

LES REMARQUES

DU

MÉDECIN CAELS,

TOUCHANT L'OUVRAGE INTITULÉ,

LA NATURE MÉDECIN.

A BRUXELLES,

De l'Imprimerie D'EMMANUEL FLON, rue de la Putterie.

AN V. (1797 v. st.)

INTRODUCTION.

Je me suis bien douté que mes Réflexions, quoique guidées par l'intérêt général, publiées sous le titre de La Nature Médecin, ne réuniraient point tous les suffrages; mais je ne me serais jamais imaginé qu'elles eussent pu fâcher l'*auteur des Remarques*.

Cet essai n'annonce rien de nouveau; le narré en est froid, et le style aussi simple que l'idiôme : s'il méritait un reproche, c'était celui d'*insipide :* il est donc étonnant qu'il ait pu blesser l'amour-propre, réveiller la bonhomie, aiguillonner le dialecte, et piquer au vif le phlegme d'un *curieux* de cette force; ce qui est cependant prouvé par le sublime *pamphlet* qu'il vient de distribuer avec une ridicule profusion.

Je rappelle dans mon ouvrage un PRINCIPE clair, reconnu et immuable (1). J'entreprends d'en faire sentir toute l'importance à qui

(1) *Natura morborum medicatrix, medicus naturæ minister :* La nature opère les guérisons; le vrai médecin l'observe et la seconde, l'excite ou la modère, et ne fait qu'en diriger les opérations.

La Nature Médecin, par Vanasbroeck, praticien, à Bruxelles.

il intéresse et veut l'entendre : je n'ai point eu l'envie d'offenser, encore moins l'ambition de persuader ceux qui ne *peuvent* ou ne veulent s'y rendre.

Je livre au public, à ce tribunal impartial, le FAMEUX PROCÈS qui concerne l'homme malade; je l'instruis, au grand jour, dans un langage à portée de tout le monde, tandis qu'il n'a été le plus souvent plaidé qu'à *huis-clos*, en *grec* ou en *latin*. Je tâche de le défendre en faveur du *vrai médecin* et à l'avantage de l'individu qui a besoin de son secours, contre l'intrigue, l'ignorance et l'imposture.

Je crois que cette affaire, aussi sérieuse que l'on s'en soucie peu, mérite trop l'attention des gens sensés, pour qu'on trouvât déplacé qu'un praticien de cette profession s'en occupe, qu'il eut le courage de braver les sarcasmes des *uns*, et assez résolu pour se moquer du ton ironique des *autres*.

La vérité de cet AXIÔME a été reconnue des grands hommes de l'art, et de tout âge (2) : elle fut sacrée pour ceux qui les

(2) Hyppocrate, et les Grecs qui l'ont imité; Celse, entre les Latins; Rhazes, parmi les Arabes; le grand Sydenham, Anglais; les incomparables Duret et Baillou, Français; Lommius, Belge; toutes les Ecoles modernes où brillèrent les Baglive, les Haller, les Sauvages, les Gaubius, les Debordeu, les Fabre, les Clerc, et les zélés de nos jours, qui méprisent les systèmes et condamnent la pratique routinière, basée sur des hypothèses.

ont suivis : cette sentence fut la base du code médical ; mais sans être appuyée de l'autorité coactive, elle n'eut jamais force de loi pour tous ; et elle ne put s'opposer aux systêmes divers qu'enfanta chaque demi-siècle, dont tantôt l'un, tantôt l'autre se soutint, guidé par l'intérêt, défendu par le préjugé et enhardi par l'impunité.

Au reste, j'ai eu le désir de bien faire ; si je me trompe, on me jugera.

Cet essai tend à démontrer que la médecine, pratiquée d'après la marche de la nature, est la seule assurée : il fronde donc celui pour qui *tâter le pouls* et ordonner de *saigner*, est la même chose ; et à qui la langue *sale* d'un individu est un indice de *purger* à tout événement (3).

Il prouve que le juste emploi des moyens curatifs dépend de l'à-propos (4), que leur multiplicité est plus nuisible qu'utile, que les simples prévalent aux composés, et que tous doivent être appliqués selon l'urgence du mal et de l'état de celui qui souffre : il ne satisfait donc pas celui qui attend sa guérison de la quantité des remèdes renouvelés à chaque visite du médecin, dont il mesure la capacité à la *toise* de ses ordonnances répétées.

(3) Voyez pag. 28 et 29, de cette Réponse.
(4) Voyez la Nature Médecin, pag. 26.

Il détaille ses malheurs comme ses succès (5) ; il fait donc rougir quiconque se donne pour *infaillible*, et ne console guère un autre qui croit qu'avec de l'*argent*, des *spécifiques* et des *médecins*, il viendra à bout de ses maux, malgré sa frêle et mortelle organisation.

Il brise le talisman de l'ignorance, il heurte ainsi de front ceux dont la célébrité est appuyée sur l'aveuglement.

Il s'empresse à dessiller les yeux du crédule vulgaire touchant la fourberie des *charlatans*, parce que l'honneur de l'art l'exige, et que le bien de l'humanité le commande. Il doit donc s'attendre à toute la colère de cette tourbe de déraisonneurs dont le facétieux Molière a si bien ridiculisé les allures ; mais il prévoit combien il sera difficile de ramener les *dupes* que cet homme inimitable a fait rire sans les convertir.

Il peint les maladies, et en forme le pronostic d'après la situation et les plaintes des malades (6) ; il les traite par une méthode calquée sur les forces vitales et les signes caractéristiques que lui désigne leur état *tout entier* ; il respecte les *coctions* et ob-

---

(5) Voyez la Nature Médecin, Discours IV.

(6) Voyez les quinze Observations à la suite de la Nature Médecin.

serve les *crises*, lorsqu'on n'a pu en prévenir la nécessité.

Ces tableaux semblent être d'une touche inconnue à l'auteur des Remarques, qui les baptize d'*étrange production et d'absurdités* (7).

Celui-ci fait peu de cas du travail de la nature, et préfère apprécier le caractère et l'intensité des maux de ses semblables, en proportion du *sang* qu'il en a, du plus au moins, soutiré, et la *masse stercorale* qu'il en a expulsée, par les remèdes, qu'il appelle du *premier ordre* (8) : il se figure donc pouvoir régir la machine humaine par *poids* et *mesure*.

Cet essai parle sans mystère et attaque les *supposés reçus* ; tel effort lui a valu le sobriquet d'*informe* (9) : à la vérité il n'appartient à aucune *constellation* (10), connue des humoristes, hydrauliciens, chimistes, ni méchaniciens.

Il exhorte les gens de l'art à se respecter mutuellement et à se comporter avec toute la décence qu'exige une telle profession : il ne s'attendait guère à recevoir des invectives pour récompense.

---

(7) Voyez les Remarques, p. 39.

(8) Voyez les Remarques, p. 28 et 29.

(9) (10) Les astrologues disent qu'une étoile est *informe* lorsqu'elle n'est point reconnue sous aucun système. C'est justement ce que prétend être la Nature Médecin V. p. 38.

Il prétend que son nom est plus ancien que celui que donne la *faculté*, vu que la race humaine fut de tout temps sujette aux maladies, sans s'éteindre, et des milliers d'années avant l'invention de la *robe* et du *bonnet carré* : il soutient d'ailleurs qu'*un docteur*, sans la nature pour *boussole*, est un pilote bien dangereux : Mr. Caels nie cependant ce principe, quoiqu'il ne le refuse insidieusement qu'au livre cité et à son auteur (11). N'est-ce point ce *bâtard* qui craint le retour de l'*enfant légitime*?

Tout médecin ne sait que trop, combien il est aisé d'en imposer à un malade en lui assurant ce qu'il désire, savoir sa guérison ; et qu'à la fin, au lieu de réaliser sa promesse, on perd son latin ; et pour se tirer d'embarras, on le renvoie au *temps*, *sobriété* et *exercice* : n'est-ce pas bien avouer que la *Nature* est *médecin*?

O erreur ! combien as-tu encore de courtisans que cette mère vénérable doit désavouer et rejeter de son sein?

Voilà, ami lecteur, les motifs qui ont vraisemblablement stimulé les sens de ce *maître* ; voilà le sujet d'une guerre qu'il me suscite sans l'avoir provoquée, quoiqu'il donnât à entendre que je l'ai compromis

---

(11) Voyez les Remarques, pag. 39.

dans la treizième Observation de la dissertation citée.

Il ne lui suffit point de me tracasser par son style *cynique*, il tronque les textes, il en dénature le sens pour me charger, et principalement le médecin *Kok*, d'une faute dont il s'accuse lui-même, et espère par-là d'intéresser ses juges à appuyer sa récrimination.

Je lui nie franchement l'existence d'une aggression quelconque (12) ; mais puisqu'il veut s'appliquer, en interprête habile, le *qui pro quo* détaillé dans le récit vrai de la susdite treizième Observation, je lui répondrai.

Je dois néanmoins prévenir le lecteur impartial que, dans une lutte aussi inattendue, je ne conserverai peut-être point tout le phlegme nécessaire : le peu de délicatesse de mon aggresseur en sera la cause.

Quoi qu'il en soit, si l'auteur des Remarques se trouve offensé que je tourne en ridicule le préjugé nuisible et la confiance mal placée des malades, de leurs gardes et de ceux qui les entourent, pour les *purges répétées*, et les *saignées contre indiquées* ; et que le but de mon ouvrage, du commencement à la fin, est de les en désabuser, qu'en puis-je s'il veut se constituer l'*apologiste* de pareilles erreurs? Ignore-t-il donc

---

(12) Voyez l'Observation ci-après, p. 45.

qu'il s'en passe bien d'autres que la terre couvre de l'oubli (13)? Le silence était le moyen de ne pas se montrer le sujet de la pièce de Molière, et de ne point s'exposer à se voir nud sur la scène.

Développons-en les preuves par l'analyse des Remarques et leurs solutions.

---

(13) *Errores medicorum terra tegit.*
Dans le cercueil gît le secret.

COUP-D'ŒIL

COUP-D'ŒIL
SUR
LES REMARQUES
DU MÉDECIN CAELS,

Touchant l'Ouvrage intitulé La Nature Médecin.

ANALYSE DES REMARQUES.

1. L'auteur débute par ces lignes :

» Quand on a une maison de verre on ne doit point jeter des pierres sur le toit de son voisin ».

SOLUTIONS ET REPROCHES.

1. Mr. Caels se repose d'abord sur la grande vérité de son *épigraphe* : sa pièce est curieuse, méthodique et ingénieuse : que pourrait opposer à une critique aussi fine la Nature Médecin, qui n'a pour tout appui que son caractère naïf, franc et loyal, et pour

aime ce vers de *Martial?*

. . . . Mentiri nescio
Librum si malus est nequeo laudare (1).

donc l'ironie de son apologue n'est pas équivoque : voyons si l'avantage qu'en retirera l'art sera aussi palpable ; sans quoi,

Remarque superflue.

2. Je ne m'attendais pas que dans un ouvrage, où tout est rare jusqu'au titre, Mr. Vanasbroeck m'auroit fait l'honneur de s'occuper de moi. Mais puisqu'il a daigné me donner publiquement une marque de considération si peu méritée de ma part, il me permettra de rendre également public le témoignage de ma reconnaissance.

2. Cet écrit ne peut être recherché que pour autant que le rôle qu'y veut jouer M. Caels est *singulier*.

Il prétend qu'on s'y est occupé de sa personne : qui le lira ne le croira pas (2).

3. D'ailleurs, comme sur les avis et les leçons, dont l'auteur m'a gratifié, j'ai des observations à faire, il ne trou-

3. Il avoue qu'il y a reçu des avis et des leçons ; pourrait-on s'imaginer qu'il en eût besoin? pour moi je ne m'en serais ja-

(1) Je n'ai pas l'art de mentir ; si l'ouvrage ne vaut rien, je ne saurois l'approuver.

(2) Voyez l'observation ci-après pag. 45.

vera pas mauvais non plus qu'elles occupent une place dans ce petit écrit : j'entre donc en matière.

L'auteur dit, p. 60 :

Je fus appelé en consultation le 20 Fructidor, an 4, 6 Sept. 1796, à dix heures du soir, rue Pep. . . . . à Bruxelles, pour y voir le fils de M. R., âgé d'onze ans. M. Kok, médecin traitant, me raconta ce qui suit : Il vit ce petit jeune homme le 28 Août : quoique d'une frêle constitution, sensible de caractère et d'une fibre délicate, qu'annonçait un beau coloris, il jugea qu'il se portait bien, et vraiment, depuis un an, il était devenu robuste ; ce qui me constait, en ayant dirigé la santé pendant long-temps.

mais douté; eh! qui oserait lui en donner?

Il prétend (car violence est sa devise) m'en témoigner sa reconnaissance : ma foi, je ne m'y attendais guère, et je crains bien de ne pouvoir reconnaître pareille faveur : donc,

Remarque embarrassante.

4. Voilà un étrange phénomène! ce petit jeune homme était le 28 d'Août, c'est-à-dire, dans un même jour, *d'une frêle constitution, sensible de caractère, d'une fibre délicate et robuste.*

4. Un atôme fixera quelquefois l'attention d'un *curieux* : c'est pour l'imiter que M. Caels se montre grand dans les *petites choses* : il traite à merveille la question d'un *grammairien* : quel

écolier ne lira point au texte critiqué, que ce jeune homme frêle de constitution était devenu plus fort depuis un an (3)? donc,

Remarque savante.

5. Un jeune homme délicat et robuste! J'avoue naïvement que je ne comprends point ce langage.

5. En effet, le ton de cette phrase est faux et dur; mais Horace, en pareil cas, donne un bon conseil à quiconque a l'ouïe fine, et l'*organe externe musculeux:*

Dimitto auriculas, ut iniquæ mentis asellus (4).

après tout, le son chromatique du jargon de ce scrupuleux dialecticien est-il donc la mélodie même? *ergo,*

Remarque mal placée.

6. P. 61. Après avoir dit que le malade étoit au lit trempé de sueur, il ajoute en même-temps, quelques lignes plus bas, que l'indication était de rappeler la transpiration refluée dans l'inté-

6. Il emploie ici toute sa logique pour dénaturer le sens de l'exposé, en tronquant le texte, et par la force de son génie il veut avoir droit; voilà l'avantage d'un grand homme! On prie

(3) M. Kok, le narrateur, est Hollandais; le rédacteur est Wallon, et le fin critique est Flamand-Brabançon: Voilà des académiciens français!

(4) L'âne dans sa colère baisse les papillons de sa coëffure.

rieur, et qu'en conséquence on donna une mixture d'eau et de sirop de sureau, d'oximel, &c.

C'est-à-dire que notre confrère a rappelé la transpiration chez un malade, *qui était au lit trempé de sueur.*

Voilà vraiment ce qu'on peut nommer un tour de force.

cependant le lecteur de lire les articles en entier (5) : il ne faut pas être de l'art pour y voir que *le malade trempé de sueur*, dans un paragraphe, désigne un symptôme *de sa situation actuelle ;* et dans l'autre, les mots *rappeler la transpiration*, sont la conséquence de l'*indication prise* du commencement et pendant tout le cours de la maladie : il sera, dis-je, facile d'apprécier la bonne-foi de ce critique logicien et de juger à qui appartient le tour de force : donc,

Remarque subtile.

7. Maintenant passons à des matières plus sérieuses.

P. 61 et 62, l'auteur convient lui-même que *tout allait de mal en pis*,

7. Oui, elles sont plus sérieuses; aussi les remarques sont sublimes, et l'auteur s'y est surpassé, en disant avec son adresse ordinaire, que les remèdes donnés n'étaient ni efficaces ni convenables, parce que la maladie avançait, ce qui est sous-entendu par *mal en pis*, et jugea d'a-

(5) Voyez ci-après l'Observation, pag. 46.

malgré une sueur abondante et l'usage des diaphorétiques.

D'après cet aveu, et d'après l'axiome reçu en médecine, *à juvantibus et laedentibus sumitur indicatio*, on est fondé de croire que les remèdes qui ont été prescrits (*a*), n'étaient point les plus efficaces, ni les plus convenables dans cette maladie ; puisque, selon l'auteur même, le mal empirait de jour en jour malgré leur usage.

près son cheval de bataille...... *à juvantibus*, *&c*... qu'il en fallait d'autres... sûrement du premier *ordre !* quel habile guérisseur !

Le traitant, quoique d'*un mérite inférieur*, porta ses vues à relever les forces vitales au moment de la crise, et sachant que la *nature* guérit *et non le remède*, qui ne fait que l'aider, en proposa *un*, mais du second *rang*; savoir le *vésicatoire* entre les deux épaules ; bien loin d'opiner à les abattre par des évacuans, que les assistans lui proposaient, ensuite d'avis pris de ceux qui n'avaient point vu le malade : entretemps j'arrivai; j'applaudis à l'indication de mon confrère et je n'employai aucun *tour de force*, n'en ayant jamais eu la manivelle. Encore un mot touchant cette monnaie courante.... *à juvantibus*, *&c*. *&c*... C'est d'après cet *axiome*

(*a*) Voyez page 6.

banal, et mal interprêté, que les *empyriques et les frères Côme*, de tous lieux et de toute espèce (6), entassent remèdes sur remèdes ; surtout dans les maladies aiguës : assurés de leur savoir, ils n'attendent rien de la nature, dont ils troublent les opérations à tort et à travers : Hyppocrate dit cependant :

Omnia secundùm rationem facienti et non secundùm rationem fientibus, non transeundum est ad aliud (7) : *ergo*, remarque ignorante.

8. Pag. 61, il nous dit gravement que *le derrière était constipé.*

Ici je l'en crois sur sa parole, et je l'en crois d'autant plus, que je n'ai jamais ni lu, ni entendu dire que le devant fût constipé.

8. *Remarque vraie* (8).

---

(6) Les maréchaux de village saignent, purgent et mettent l'herbe de feu ou l'ellebore comme cautère, tout à la fois, quoique moyens opposés ; et la *bête* souvent guérit. Voilà de vrais tours de force !

(7) Lorsqu'on agit d'après les principes, quoique le résultat qu'on en attend ne seconde point l'action, il ne s'ensuit pas qu'il faille changer ; mais c'est la nature qu'il faut observer.

(8) L'objet de cette phrase contraste tellement la manière journalière d'agir de Mr. Caels, qu'elle a fixé toute son attention.

Avis au Lecteur.

D'ailleurs, voyez la note 3.

Pag. 63, il dit, *vers midi MM.* Caels, *médecin*, & Ropoll, *chirurgien, nous furent adjoints; après une longue discussion, on décida d'évacuer; le soir on nous exhiba sept selles fétides; le 8 douze autres, rangées par ordre de naissance, nous furent offertes comme autant de trophées d'une victoire remportée.*

9. Ceci demande une explication plus détaillée; il est vrai qu'après une longue discussion on décida d'évacuer; il est vrai aussi qu'après la décision on a prescrit une légère médecine fondante, avec ordre d'en donner seulement une ou deux cuillers à bouche, de deux en deux heures, et de cesser dès que le malade irait trop à la selle; nous ajoutâmes que notre intention n'était point de le purger beaucoup. Comme nous lui rendions seulement deux visites par jour, savoir le matin et le soir fort tard, nous priâ-

9. Oui, Mr. Caels, ceci demande explication: on la donnera toute entière au public, puisque vous m'y forcez. On l'avait omise par décence et devoir; bien loin de vouloir vous y compromettre, ni qui que ce soit, mon but était d'y prouver combien de mal font ceux qui, par un zèle inconsidéré, se mêlent de contrecarrer le jugement des médecins; au lieu de se borner aux soins seuls du malade dont il s'agit.

Oui, j'en décrirai toutes les circonstances, et je vous défie d'en invalider la moindre syllabe.

mes Mr. *Kok*, médecin traitant, d'y passer différentes fois dans la journée pour voir si nos ordres étaient bien exécutés ; nonobstant cette précaution, le malade a eu un jour douze selles (*b*), nous avons d'abord fait diminuer la dose du remède, n'ayant jamais considéré cette évacuation comme moyen principal, mais seulement comme moyen auxiliaire dans cette maladie compliquée : le malade étant constipé, la langue étant sale (*c*), les selles étant fétides (*d*), nous jugeâmes que des remèdes fondans et légèrement purgatifs ne pouvaient que favoriser la cure. Après ces légères évacuations, le malade se trouva un peu

A peine Mr. Kok eut-il fait l'histoire de la maladie, comme elle est rapportée dans la susdite observation, et qu'on eut examiné le malade ; le premier mot sorti de votre bouche fut : *il faut évacuer :* maître Ropoll, chirurgien, confirma cette sentence par *ita, ita :* ni le traitant ni moi n'en fûmes point surpris, car vous étiez prévenus tous deux pour appuyer cette besogne.

Je vous observai qu'il s'y trouvait une *stase* ou *dépôt*. Oui, répondîtes-vous ; des matières stagnantes dans les intestins qu'il faut chasser : j'insistai, en vous affirmant que si vous l'eussiez vu la nuit précédente, vous eussiez cru, comme nous, qu'il allait succomber sous le

(*b*) En lisant cet article on pourrait croire que le malade avait rempli quelques pots de chambre ; point du tout, car ces douze selles mises ensemble auraient fait à peine trois selles ordinaires. Quand on prend un remède purgatif, on ne doit jamais considérer le nombre des selles, mais leur masse. *Non numero sed mensurâ*, disaient les anciens.

(*c*) Voyez page 64.

(*d*) Voyez page 63.

soulagé : le silence même que l'auteur garde sur l'effet de ces légers purgatifs le condamne, et dépose en leur faveur; car pendant les sept premiers jours de leur usage, il ne fait aucune mention de l'accroissement de la maladie, qui, de son propre aveu, *allait de mal en pis* (*e*), avant qu'on eut prescrit les remèdes ci-dessus. Si ces légers purgatifs avaient fait empirer le mal, il n'aurait point manqué de le dire, lui, qui frappe sur tout. C'est seulement le 15 (huit jours plus tard) qu'on fut surpris que malgré toutes ces excrétions, la fièvre continuait, que la respiration était toujours difficile, &c.

Page 63, il dit: *On jeta l'appareil du ventre, on en méprisa jusqu'à l'idée* : *on laissa le régime émollient, pour se rassassier du spectacle de la garderobe*, poids d'une *collection purulente*. Je poursuivis qu'il serait plus convenable de continuer l'indication que nous avions prise, savoir, un traitement émollient, tant interne qu'externe, et de ne point irriter le petit malade par les purgatifs; que d'ailleurs il était libre de ce *côté* et qu'on lui passait des lavemens.

Vous prîtes mes observations pour des *riens*, répondant vaguement qu'il pourrait bien se former des stases après.

Vous ne prononçâtes pas un mot touchant la *saignée* qui eût pu être indiquée, selon vos réflexions *après coup;* et dans l'*erreur* où vous avez été jusqu'au moment fatal, qu'il ne s'agissait d'aucune collection, mais à laquelle nous nous eussions opposés plus fortement encore qu'aux purges, vous répetâtes d'un ton décisif que les *matières cuites*

(*e*) Voyez page 61 et 62.

qu'on fréquenta 2 fois le jour jusqu'au 14.

J'ignore si l'on jeta l'appareil du ventre, et si on en méprisa jusqu'à l'idée; j'ignore également si on laissa le régime émollient; mais ce que je n'ignore pas, ce que rien de tout cela n'a été fait par mes conseils.

devaient être *évacuées;* que peu vous importait par quel remède; et vous proposâtes trois onces de la décoct. antihæm. de louv. avec 3 drag. de sel polyc., à prendre en différentes doses : mais c'est gratis que vous ajoutez que ce fut mon opinion.

Le soir 7 selles fétides furent expulsées : le 8, au matin, on nous en exhiba 12 autres, avec un air de satisfaction peinte sur tous les visages; et on crut le malade sauvé; on rejeta les fomentations et toutes leurs dépendances, qui n'étaient point de votre goût, comme remèdes du *second ordre;* et ce qui se fit par votre aveu, puisqu'il ne se passait là rien sans votre approbation : vous fûtes même applaudi d'avoir trouvé le *spécifique*, autant que nous fûmes nargués de nous y être opposés; et on nous en reprocha le délai.

On ne vous croira

point lorsque vous dites que vous n'avez jamais considéré les purgations comme moyen principal dans cette maladie compliquée : et quel était donc le grand remède que vous teniez secret, et contre quelle cause? On ne fit d'autre usage que du purgatif; vous ne connaissiez autre motif que des matières stercorales à expulser. Et quelle était donc la complication de cette maladie, aussi simple de caractère que facile à connaître, par ce qu'on appelle un *praticien ;* mais grave, selon que le désigne l'exposé d'après nature ? Il faut donc vous le dire, et tout le monde le comprendra : un *dépôt* par *métastase* (9) que nous voyons avec le médecin traitant, formé ensuite d'une crise avortée le septième jour complet de la fièvre établie : une *diathèse purulente*, dis-je, que votre grand gé-

---

(9) Métastase. Voyez l'explication, pag. 32.

nie, pour cette fois, n'appercevait pas, non plus que les assistans, qui n'avaient point la capacité de voir, à laquelle il fallait procurer issue par un régime calmant et émollient; bien loin de l'irriter par des purgatifs qui vous paraissaient l'antidote du mal, que vous faisiez consister dans un amas de matières accumulées dans le canal intestinal; auquel préjugé on attachait une croyance aveugle d'après vos promesses illusoires. Voilà, Mr. Caels, *la complication* et *le grand remède* auquel vous voudriez revenir aujourd'hui par un plus grand encore : c'est-à-dire, qu'ayant été convaincu, malheureusement trop tard, par l'inspection du cadavre, que vos *tours de force* avaient été infructueux, vous voudriez essayer par d'autres, savoir les *saignées* que vous ne savez où placer, si vous ne réussiriez pas mieux : ignorez-vous donc que ce jugement fut porté sans appel, et que pour expérimenter de nouveau, il faudrait une victime nouvelle ?

C'est avec la même adresse que vous tâchez de vous disculper de l'excès des évacuations commis dans ce triste cas; en rappelant que M. Kok était chargé d'en surveiller les doses; tandis qu'en effet il ne manquait point de s'y rendre, vers le midi, pour arrêter souvent la portion que vous lui destiniez alors malgré nous, et que les assistans, se fiant à vos promesses, n'étaient que trop enclins d'exécuter (10); quoique je leur eusse dit souvent qu'on ne vaincrait pas l'ennemi de cette manière.

C'est avec autant de subtilité que vous distinguez la valeur des selles par *masse* et *pied cube*, vous souciant peu de la fatigue et des tourmens que pro-

(10) C'est par cet appui que l'opinion de Mr. Caels a toujours prédominé depuis la première consultation.

duit leur fréquente répétition à un malade délicat, faible et accablé de douleur, comme était ce petit jeune homme. La remarque que vous citez d'après les anciens, *non NUMERO sed MENSURA* (11), ne prouve rien, parce que vous avez oublié ce qui suit : *non copiâ sunt aestimandâ, sed si prodeant, qualia oportet et facile ferat* (12).

Vous essayez en vain d'excuser votre penchant reconnu et décidé pour les purges, que vous avez appuyées avec tant de discernement dans cette affaire, en posant qu'après ces purgations, le malade se trouva un peu soulagé : il est vrai qu'il y eût du mieux en apparence, et pour ceux qui ne virent que d'un œil, puisque les symptômes subsistè-

(11) Ce n'est pas le nombre, mais bien la mesure qu'il faut calculer.

(12) Ce n'est pas la quantité des excrétions qu'il faut apprécier, mais la qualité, et ce qu'il convient d'évacuer, et encore plus, si le malade peut le supporter.

rent toujours en entier, savoir, la fièvre, la respiration difficile et le gonflement douloureux de l'hypocondre droit, vers lequel le malade fut constamment penché; signes qui ne laissèrent au traitant ni à moi le moindre doute sur l'existence du *dépôt* déclaré le septième jour complet de la maladie. Vous voulez couvrir du même masque votre *erreur*, lorsque vous alléguez que c'étaient de *légers* purgatifs ; ne voit-on pas qu'ils étaient bien *pesans* pour un tel sujet, dans une position aussi critique et à qui on les administra tant de fois et pendant tant de jours? Ignorez-vous donc que l'action d'un remède quelconque est respective à l'âge, la constitution et l'état de celui qui le prend? Ne voyez-vous donc point que ce que vous appelez ici *fondans* étaient *violens* pour notre petit malade?

Vous êtes aussi peu

fondé de dire qu'il était *constipé*, symptôme rapporté au second jour de la maladie (13), tandis que depuis lors il eut les selles libres; et aussi long-temps que vous en fûtes le directeur, cette porte s'ouvrit dix et douze fois au moins en 24 heures.

Les *selles fétides* qui font votre dernier retranchement, ne prouvent point davantage; car qui a le nez bon, ne croira pas qu'elles puissent avoir l'odeur de *rose* nommément en pareilles circonstances.

Vous êtes par-tout en contradiction avec vos faits; et ce n'est qu'en tronquant le texte et tirant mes *phrases* par les cheveux, que vous tâchez de vous donner une lueur de vérité envers ceux qui n'ont point lu l'observation et qui ignorent ce qui va suivre.

Rappellons-nous de bonne foi, Mr. Caels, les *scènes intéressantes*

(13) Voyez l'Observation, pag. 46.

qui s'y sont passées. Avouez, ingénûment, que vous y avez joué le rôle de *patelin médecin*; que nous étions les *figurans*, que le petit malade était l'*innocent sujet* de la pièce, et ceux qui l'entouraient les *dupes*.

N'est-il pas vrai qu'à chaque visite, à peine étiez-vous monté, que vous demandiez avec intérêt, si le malade avait bien été à la *salle* (14), qu'approché de son lit vous lui tâtiez le *pouls* et le *ventre*, et que vous ayant montré sa langue, vous vous écriiez, ah! qu'elle est *sale!* il faut purger : puis, vous vous informiez où étaient les *salles*. Si tôt le digne père vous précédait, et nous vous suivions jusqu'au cabinet, où vous regardiez avec complaisance les tristes produits de vos tours de force, qui reposaient chaque dans une *urne* différente, par date de leur sépulture ; vous les exa-

(14) C'est la prononciation naturelle de Mr. Cacls.

miniez les unes après les autres, tandis que ce bon père attendait en tremblant si, par un geste de bon augure, vous n'annonceriez point que l'ennemi, qui menaçait la chûte de son rejeton unique, y était enterré. Après un examen rigoureux touchant la *quantité*, *quotité*, *couleur*, *qualité*, *pesanteur*, *densité*, et l'*odeur* de ces matières, vous disiez d'un ton assuré que la *coction subsistait*, donc qu'il fallait évacuer : et voilà en quoi consistait tout l'argument de chaque consultation.

Peiné de telle aventure, je déclarai au médecin traitant que je ne pouvais plus y tenir; confus d'être un témoin salarié des conférences aussi inutiles que monotones; et lassé de jouer le rôle d'inspecteur subalterne du *pot-de-chambre*, avec lequel vous amusiez ces *bonnes gens*, je me retirai le douze.

Le treize, Mr. R. vint me rappeler; l'amitié particulière que j'avais pour le fils, et l'estime que je faisais des parens, m'engagèrent à y retourner : je fus un quart-d'heure avec Mr. Kok et les père et mère près du malade; nous l'examinâmes fort attentivement, et nous fûmes de plus en plus convaincus de la réalité du *dépôt;* en conséquence, je leur dis d'un ton ferme qu'ils ne verraient jamais cette maladie se terminer par les purgations. Le zélé père, prévenu pour cette méthode, et ébranlé par ma décision, nous reprocha que si on l'eût évacué plutôt, il ne serait jamais parvenu à ce degré de danger. Vous arrivâtes, Mr. Caels, sur ces entrefaites; vous demandâtes après les *salles*, on vous les exhiba avec la même cérémonie, mais je n'y figurai pas : on se sépara de la même manière, après avoir pris la même délibération.

Le quatorze, je demeurai chez moi bien résolu de ne plus y mettre les pieds.

Le quinze, Mr. R. vint me solliciter avec instance d'y revenir : j'y consentis, sous condition qu'on s'entretiendrait du malade, de la maladie et non de la *garde-robe :* arrivé chez lui, le soir, Mr. Kok s'y trouvait; je demandai une place à part pour y consulter en liberté : Mr. R. s'obstina à vouloir y intervenir; je m'en plaignis, et lui alléguai qu'il eût dû me laisser chez moi, et que je ne m'expliquerais point en sa présence : il répondit qu'aucun secret ne pouvait l'épouvanter ; que Mr. Caels n'était aucunement inquiet sur le sort de son fils, qu'il comptait le guérir par les évacuations, et qu'il était sûr qu'il nous répeterait les mêmes paroles. Vous arrivâtes au moment de ce pourparler ; vous demandâtes s'il avait bien été à la *salle :* on monta chez le malade, *et après un mûr examen touchant son état, on fut surpris que malgré toutes ces excrétions, la fièvre continuait, que la respiration était toujours difficile, et que l'hypocondre droit, très-élevé, l'entraînait de ce côté, quoique couché sur le dos* (15).

Vous nous assurâtes en propres termes et par cette phrase frivole, *que le gonflement du ventre provenait du relâchement des solides et des matières croupissantes dans le canal intestinal, et qu'*IL FALLAIT ÉVACUER.

Le seize nous eûmes la liberté d'être seuls, et je vous demandai avec intérêt ce que vous pensiez de la maladie, et voici votre réponse: *idem morbus, idem status* (16). Après avoir insisté sur l'existence du *dépôt*, qui nous paraissait *évident* sous tous les

---

(15) Voyez l'Observation, pag. 48.

(16) Même maladie, même situation.

rapports, vous nous affirmâtes que vous n'en apperceviez pas la moindre trace ; mais que vous craigniez une inflammation *secondaire* pour laquelle vous proposâtes, bien entendu pour la *première fois*, la *saignée*, tandis que vous n'admettiez aucune *collection*, donc aucune *phlogose primaire;* et que vous voulez faire revivre aujourd'hui, sans savoir à quelle époque, pour nous charger de votre erreur, en disant que le traitant, sur-tout, en devait prévenir les suites par une *saignée*. Quelle logique! quelle doctrine!

Je fus stupéfait de l'invention et du nom de votre *diagnostic*, ainsi que du remède proposé, et vous demandai dans ma surprise si vous possédiez une fabrique de maladies, pour créer ainsi tout-à-coup une *inflammation secondaire*, que vous pouviez prévenir à volonté par une *saignée?* Je vous sommai de dire ce qu'était devenu le *relâchement* des solides du jour précédent ? où était niché le magasin des matières cuites que vous vouliez faire partir, comme vous venez de nous l'apprendre par un terme encore plus nouveau, les remèdes du *premier ordre ?* Mais je vous priai de faire attention à la *collection purulente* qui étoufferait bientôt le petit malade, et que vous ne soutirassiez du *pus* au lieu de *sang ;* j'admirai votre génie créateur en mots ; mais je vous dis que j'espérais que votre imagination, toute féconde qu'elle était, ne réussirait pas à augmenter le nombre des maux du genre humain, pour satisfaire votre envie de les attaquer un jour par une *purge* et l'autre par une *saignée :* je vous remarquai l'état de consomption où était le petit jeune homme, qu'annonçait toute son habitude (*decubitus*), qui le portait à faire corroder les parties adjacentes à la collection, et qu'une *saignée* ne pourrait empêcher, mais l'augmenterait en diminuant la chaleur naturelle, et par-là créerait une *résolution générale*. Vous me niâtes ce qui était aussi visible ; vous demandâtes un 4e. consultant, et on se sépara.

10. P. 64, il dit : *Le 26 on discuta tous les points : on convint d'appliquer les sangsues aux vaisseaux hémorroïdaux, d'où découlèrent six onces de sang, sans le moindre succès.*

10. Agité de votre argument, qui me fit impression par sa *nouveauté*, et vous ayant rencontré dans la rue, je vous proposai de mettre les sangsues aux vaisseaux hémorroïdaux, si toutefois vous persistiez à vouloir la *saignée*, car bien ou mal vous ne cédez jamais. Le soir on résuma la question, mais je m'opposai à ce que j'avais avancé le midi, tellement l'abattement était marqué et le *dépôt évident*.

Vous ne cessâtes de me dire que vous aviez des yeux comme moi, et que vous n'en aviez pas le moindre soupçon. Après une heure et demie de débat, ne voulant point imiter votre opiniâtreté, je cédai et acquiesçai à l'application des sangsues, me reposant sur votre *protestation*, l'accessit du traitant et l'axiôme que je citai, quoique mal placé ici, *praestat anceps remedium quàm nullum* (17).

11. L'auteur a commis une erreur, quand il a dit *sans le moindre succès;* car le malade s'est trouvé un peu soulagé après cette évacuation. Le bas-ventre est devenu moins dur, moins sensible et moins gros. Mrs. *Kok* et *Vanasbroeck* même en sont convenus le lendemain. J'aime donc à croire que c'est uniquement par oubli que l'auteur se permet une telle assertion.

P. 64, il dit : *Le 17, la consultation fut augmentée par la présence de Mr.* Himelbaur : *on agita la question avec chaleur : le dépôt devenait plus visible ; mais les selles fixèrent toujours la confiance et l'es-*

11. Comment voulez-vous faire croire aujourd'hui que cette opération a soulagé le malade et rendu le ventre plus mou ? C'est encore un trait de votre caractère *insidieux* : oui, les parois contenant le dépôt cédèrent, et la matière contenue à la fin dégénéra, et par vos prétendus fondans, elle se fondit, et la saignée diminua la force des solides, et les rendit insensibles ; d'ailleurs, tout ce mieux imaginaire fut pour mourir quelques jours après, tout *liquéfié* de purulence,

(17) Il vaut mieux un remède douteux, que point du tout.

poir. Le 18, on réappliqua les fomentations; on suivit le malade jusqu'au 21, jour de sa mort.

12. Oui, *les selles fixèrent la confiance et l'espoir* justement autant qu'il fallait, et pas plus, dans cette maladie compliquée, où l'évacuation d'une bile *fétide* (*f*) ne pouvait être que salutaire. Au reste, comme j'ai répondu ci-dessus à cette inculpation, je n'y reviendrai plus.

12. Malgré tout ce que vous pourrez alléguer de contraire, il conste par votre gestion, que votre confiance et votre espoir ont été fondés sur les évacuations; n'en rougissez point; de plus habiles que vous se trompent. Souvenez-vous qu'à la consultation du 17 et 18 vous souteniez contre tous, qu'il ne s'agissait rien moins que d'un *dépôt* et qu'une heure avant le terme fatal, vous inspectiez encore avec un air mystérieux cinq à six pots-de-chambre remplis de matière stercorale, comme un effet salutaire, quoiqu'ils fussent les signes de la plus *décidée défaillance*. Que sais-je même si les fomentations qu'on réappliqua sur le ventre, le 18, eurent votre approbation,

(*f*) Voyez page 63.

13. Mais ce qui aurait beaucoup plus *fixé notre confiance et notre espoir*, c'eût été LA SAIGNÉE, qui aurait pu sauver le malade, si elle avait été faite dans le temps que *le pouls annonçait l'orgasme* (*g*), *quand il y avait une difficulté de respirer, un gonflement et une douleur constante à l'hypocondre droit* (*h*), *et quand l'auteur n'hésitait point de déclarer à son confrère* (*i*), *que*

tellement vous teniez à votre opinion : la collection était cependant bien palpable alors, mais trop tard pour y appliquer les remèdes qu'on n'eût jamais dû laisser (18), quoique du second *ordre* pour faire usage des *purgatifs* qui ont été nuisibles quoique de première *qualité*.

13. Voici la grande question qui forme le sujet de récrimination de l'*auteur des Remarques*, qui a trouvé sa condamnation gravée dans le cadavre, dont l'inspection lui fit voir ce que son tact de praticien lui laissa ignorer aussi longtemps, savoir que les purgatifs étaient *contre indiqués* dans cette maladie, pour ne point dire *destructifs*.

M. Caels, déconcerté d'avoir apperçu dans le

(*g*) Voyez page 62. Par orgasme les anciens entendaient un gonflement, une agitation, un mouvement impétueux du sang et des esprits.

(*h*) Voyez pag. 61 et 62.

(*i*) Voyez page 62.

(18) Voyez les Observations V, XIV et XV de la Nature Médecin.

si un dépôt quelconque n'existait pas, du moins la stase considérable que démontrait le gonflement de l'hypocondre droit, menaçait d'abcéder ou de passer en gangrène.

14. La saignée, faite en temps, aurait mieux prévenu ou dissipé *cette stase considérable qui menaçait d'abcéder* (*k*), que tous les autres remèdes du second ordre (*l*) qui ont été prescrits, et pendant l'usage desquels *tout allait de mal en pis*, selon que l'auteur l'*avoue lui-même* (*m*).

mort ce qu'il n'avait pu juger se trouver dans le vivant; confus des assauts manqués, qu'il donna à cette redoute remplie de matière purulente, se replie, et veut se défendre derrière d'autres retranchemens : voyons s'il y sera également invincible.

14. Ses derniers griefs peuvent se réduire aux points suivans :

1°. Il soutient qu'une saignée faite à temps eût prévenu le mal.

2°. Qu'elle devait être pratiquée avant qu'il fût appelé chez le malade.

3°. Que depuis le 7 Septembre qu'il le vit, il n'a, malgré son pro-

(*k*) Ce que l'auteur a craint est malheureusement arrivé. *Le cadavre ayant été ouvert le 22, on y trouva la concavité du lobe droit du foie abcédée ; le poumon du même côté détruit, et l'une et l'autre cavité remplie d'une matière purulente ; le foie était en partie adhérent aux parois internes de l'abdomen.* Voyez page 64.

(*l*) Il ne faut pas croire pour cela que je méprise les remèdes du second ordre ; au contraire, je connais leur utilité et j'en fais beaucoup de cas. Je veux donc dire uniquement qu'ici je donne la première place à la saignée, qui, en général, mieux que tout autre remède, peut dissiper l'inflammation et prévenir la suppuration.

(*m*) Voyez pag. 61 et 62.

LA SAIGNÉE, je le répète, faite en temps, voilà ce qui *aurait fixé notre attention et notre espoir.*

fond savoir, pu trouver l'*à-propos*, que le 16, sûrement parce qu'il voulait bien l'y préparer par ses purges ?

4°. Que les remèdes du *second ordre*, dont il fait quelquefois usage, ne sont point efficaces ; mais qu'il en faut de la première *classe*, et que ce n'est pas le métier de tout le monde de s'en servir.

Analysons ces faits *rares* et nous mettrons le lecteur à portée de juger si la doctrine de cet auteur est aussi *vraie* que sa narration est *sincère*. Ce petit jeune homme, digne d'un meilleur sort, s'alita le 31 Août dernier : d'après les symptômes décrits (19), le traitant jugea que la *transpiration supprimée et refoulée vers le bas-ventre était l'origine de cette maladie fébrile, et d'autant plus qu'une constitution morbifique pareille régnait en ville* : son indication fut de la

(19) Voyez l'Observation, page 46.

rappeler par des moyens du second *ordre*, énoncé dans l'observation, et ne trouva point de motif de se servir d'un grand remède comme la *saignée*.

Du 6 au 7 Septembre le mal empira, c'est-à-dire, la crise parut et je le vis le soir à dix heures au moment qu'elle s'effectua par *métastase :* on peut en juger par le tableau que j'en fais d'après nature (20).

La complexion délicate du sujet quoique bien portant, la cause et le caractère de la maladie, dont il était attaqué, les voies ordinaires par lesquelles elle se termine après une coction parfaite ; en un mot les forces vitales moyennes qu'annonçait un pouls mou, des urines crues, n'exigeaient en aucun temps la *saignée*. Le terme d'*orgasme* ne doit point non plus en imposer : c'était ici un mouvement d'irritation

(20) Voyez l'Observation, pag. 47.

et non de force : *robur* à l'instant du *combat.* Bien loin de saigner pour l'abattre, il fallait relever la machine ; on le voulut par les *vésicatoires.*

C'est bien à faux que Mr. Caels prétend que la *saignée* était alors *nécessaire*, et qui, au lieu de prévenir la *métastase* l'aurait accélérée, si toutefois elle n'eût tué le malade en la fixant sur des parties plus nobles.

Il ne distingue point ce cas de l'inflammation vraie, où la *saignée* pratiquée à temps prévient la suppuration; mais trop tard cause le sphacèle ou fait dégénérer et dévier la matière ; et ce qui ne manque jamais d'arriver dans la *métastase*, qui est le *dépôt*, formé par le liquide morbifique transporté d'une partie à l'autre, peu travaillé par la coction pour être charrié par le couloir propre à son issue ; ou qu'après un travail parfait la nature, trop

trop faible, n'a pu l'y déterminer jusqu'à expulsion. Combien ne voit-on point de mauvaises suites des *saignées* ordonnées d'après cette fausse indication? comme dans les érysipèles, les maux de gorges séreux, les éruptions cutanées, et certains genres de fluxion, sous quel caractère s'annonçait cette maladie, qui s'accrut en une *stase* considérable, produite par l'engorgement des vaisseaux absorbans, et du tissu cellulaire, bien loin de former le noyau que crée et développe la fibre charnue irritée, s'enflammant en raison de sa force animée et du *stimulus* qui l'a mise en jeu; ce qui constitue la diathèse inflammatoire et donne prise à l'*abcès vrai* (21).

On répliquera en vain que *la concavité du lobe*

(21) J'invite l'auteur des Remarques à lire ce que je dirai, touchant ces différens points, dans mon cinquième et sixième Discours, sous le titre de *la Nature Médecin*, et de voir si ce seront de nouvelles *absurdités*.

droit du foie était abcédée, le poumon du même côté détruit, et l'une et l'autre cavité remplie d'une matière purulente. Ceci ne prouve point que ces viscères furent enflammés dans leurs *parenchymes;* vu que les signes qui eussent pu caractériser cet état, se seraient accrus dès premiers jours, jusqu'au terme de *suppuration;* tandis qu'ils baissèrent le 3, 4 et 5, pour se relever le soir, veille de la crise, et même avec délire : *Nox ante crisim perturbata* (22) : d'où la collection, formée le 6 au soir, septième jour complet de la maladie, fut une *métastase* de l'humeur morbifique, et non la suite nécessaire d'une inflammation *vraie*, dont le cours eût été plus bref et accompagné des symptômes de vigueur et plus constans : il prouve au contraire que leur tis-

(22) Hyppocrate dit que la nuit avant la crise le malade est tourmenté.

su cellulaire et le système des vaisseaux absorbans qui les arrosent furent le siége de la matière qui y refoula, et dont l'engorgement forma la *stase*, qui, n'ayant pu se travailler au défaut de forces vitales(23), est dégénérée d'un état érysipélateux en une collection *purulente*, qui par son long séjour et l'appauvrissement du sujet, d'après un traitement mal indiqué, a rongé et détruit tout ce qui lui était contigu; bien loin de pouvoir la prévenir par des *saignées* dans le temps et encore moins la corriger par des *saignées* après, ni l'enlever par des purgatifs.

Supposons qu'une *saignée*, faite à temps, eût été indispensable : il est

(23) Les anciens distinguent au mieux ces deux états de suppuration : l'un, qui dépend de l'action de la force vitale, et qui est le produit de la vraie inflammation, et donne le pus louable; *naturâ vincente :* l'autre qui a lieu lorsque le principe vital est défectueux; *naturâ devictâ*, et donne la collection *purulente : dans le premier* cas une saignée à propos peut prévenir la *suppuration*, dans le second, elle accélère la *purulence*, si elle ne tue pas le malade à l'instant.

toujours vrai que Mr. Caels qui n'y a jamais vu de *dépôt* ni état de suppuration quelconque, que dans le cadavre, et que son génie, en ce cas, lui eût dû indiquer d'en placer une ou plusieurs le 7, 8, 9, 10, 11, 12, 13, 14, 15 de la maladie, aussi bien que le 16, a tenu un profond silence sur cet objet; et tout au contraire a irrité constamment le malade par les *purgatifs*, et que ses *saignées* eussent pu calmer, peut-être pour toujours! du moins celle qu'il propose, lorsque je ne doutai point de déclarer *que si un dépôt n'existait pas, &c.* (24), l'eût à coup-sûr éteint, sinon qu'on n'eut pas trouvé un *saigneur* assez hardi pour la pratiquer.

Sa distinction toute nouvelle en remèdes du *premier* et *second ordre* nous annonce son grand savoir.

M. Caels fait bien voir

---

(24) Voyez l'Observation, page 47.

que la nature est pour rien dans les maladies, car il prétend par ses procédés qu'il faut toujours agir, et souvent, par des remèdes de *première classe*, comme la *saignée*, les *purgatifs* et peut-être veut-il entendre le *mercure*, l'*émétique* et d'autres de cette espèce (25).

On pourrait le soupçonner qu'il se comporte de cette manière pour éviter tout reproche : car effectivement lorsqu'on a *saigné*, *purgé*, *resaigné* et *repurgé* un malade et qu'il vient à mourir, que peut-on reprocher au médecin qui a déployé tout son savoir ? C'est bien alors qu'on s'en prend à la nature et qu'on la charge du *qui pro quo*, en disant qu'elle était en dé-

---

(25) Le grand Sydenham faisait vingt visites, et une seule ordonnance, cependant il était heureux dans une pratique aussi nombreuse qu'exerça jamais médecin. Il disait qu'on doit plus de confiance à la nature, qu'on n'en a ordinairement, et que c'est une erreur de supposer qu'elle a toujours besoin de l'assistance de l'art.

faut; on pourrait déduire de ceci que Mr. Caels rougissait de ne point avoir essayé tous ses *tours de force*, lorsque le 16 il la proposa: et aujourd'hui, malgré toutes ces opérations infructueuses, il veut inculper à tort et à travers les autres de l'avoir négligée.

Les remèdes du second *ordre*, selon lui, sont de petits moyens: oui, M. Caels, la *diététique*, *les bains*, *les tisanes*, *les vésicatoires* et l'observation de la *marche* de la nature, du *vin*, du *vinaigre*, sont des choses trop vulgaires pour faire valoir les talens d'un grand médecin et du premier *rang*: vous ne mettez ceux-là en pratique que pour une classe inférieure. Ne savez-vous donc point que les *premiers remèdes* sont ceux qui guérissent, et que les plus grands dans votre tête, s'ils ne sont bien placés, deviennent *poisons?* un bain à propos

15. Je pourrais relever les autres absurdités que contient cet écrit informe, si cela en valait la peine. En attendant, par cet échantillon on peut juger de la pièce. Je ne sais jusqu'à quel point la nature est médecin dans cette étrange production ; mais ce que je crois savoir, c'est que Mr. Vanasbroeck ne s'y montre guère comme tel.

P. S. Lorsque mon cher Confrère aura encore quelques observations intéressantes à me

ou des fomentations continuées qui auraient pu sauver notre malade que les purgations ont tourmenté jusqu'au dernier soupir, quoiqu'ils n'eussent consisté que dans l'*eau tiède*, eût été au jugement d'un homme sans préjugé, un remède du premier *ordre* (26).

15. On serait d'abord tenté de répondre que la première phrase de cet article est *le coup de pied de l'âne*, et la dernière *le baiser de Judas*, si les lumières et les belles qualités de l'*auteur des Remarques* ne garantissaient la sincérité de son assertion, et ne l'autorisaient à publier qu'il *sait tout* et que je ne *sais rien* : je pourrais ne pas l'en croire sur sa parole, ayant autrefois été témoin de ses *étonnans progrès*, ayant senti souvent la

(26) Voyez les Observations V, XIV et XV de la Nature Médecin.

communiquer, je les recevrai toujours avec l'estime que je dois à ses lumières et à son mérite distingué.

force de sa logique et le ton persuasif de son éloquence. Le lecteur, d'après sa pièce, jugera de sa doctrine, verra si ses prétentions ne sont point fondées, et s'il ne soutient pas bien son *grand caractère*.

Mais, dira-t-on?

Laus aliena placet, propria laus sordet in ore.
Nec te laudaris nec te contempseris ipse,
Hoc faciunt stulti, quos gloria vexat inanis (27).

C'est bien dommage que ma dissertation n'ait fixé l'attention de Mr. Caels, qu'à l'article où il a prétendu figurer : quelques réflexions pareilles à cet *échantillon* eussent completté ce chef-d'œuvre rempli d'honnêteté, de morale, d'érudition et de prudence : une production aussi parfaite tiendrait un rang distingué dans nos bibliothèques; ce serait un manuel utile en plusieurs genres.

On le prie de se donner la peine d'attendre la publication des VIIe. et VIIIe. discours, annoncés sous le titre de la *Nature Médecin*; peut-être qu'en interprête habile, comme il vient de faire, voudra-t-il s'y reconnaître; en ce cas ce serait un pas de plus vers l'immortalité.

---

(27) Ce sont les sots qui se louent eux-mêmes.

RÉSUMÉ.

Il appert de tout ceci que Monsieur Caels,

1°. A eu tort de se plaindre que je l'ai compromis dans la treizième Observation de mon ouvrage intitulé LA NATURE MÉDECIN, comme on peut voir dans la copie authentique de cette description, ci-jointe, page 45.

2°. Qu'il doit se l'imputer à lui-même, si j'ai rendu publique la conduite particulière qu'il a tenue dans ce triste cas, sur lequel les égards réciproques commandent toujours le silence.

Son écrit, d'un bout à l'autre, atteste qu'il m'y a provoqué.

3°. Que s'étant déclaré mon *aggresseur*, je me suis trouvé forcé de m'expliquer, quoiqu'à regret, plus pour le bien de l'humanité que pour ma justification ; n'ayant jamais eu le moindre démêlé avec un confrère, et encore moins le soupçon de m'attirer une rixe de la part d'un *vrai Médecin*, pour avoir dit que *la nature opère les guérisons et que l'homme de l'art ne fait qu'en diriger les mouvemens et les actions*, et y avoir joint quelques observations analogues.

Il apostrophe ma dissertation d'*informe* et de *production étrange, remplie d'absurdités*. Voyez page 39.

4°. Qu'il n'a connu l'état du malade en question que par l'inspection du cadavre ; que par conséquent il n'a pu former aucune indication vraie de la maladie, et n'a jamais été capable de la traiter avec sûreté (28) : que convaincu, mais trop tard, que sa méthode curative était nuisible, il blâme le traitant de ne point avoir prévenu le mal par la *saignée :* on voit que c'est le dépit de s'être trompé, qui lui fait inventer un moyen pour que l'objet de son *erreur* n'eût jamais existé.

Il dit, page 29 :

La *saignée*, je le répète, faite en temps, voilà ce qui aurait fixé notre attention et notre espoir.

5°. Que bien loin de l'exiger, aucun temps n'a permis d'ouvrir *la veine :* et quand Mr. Caels le proposa, pour la première fois, LE SEIZIÈME *jour du cours de la maladie*, il a fait voir qu'il ignorait dans le vivant ce qu'il a vu dans le mort. La quantité de matière purulente qu'on trouva dans le cadavre, l'atteste. Voyez la réfutation, page 23.

6°. Que le reproche qu'il fait de ce qu'on a négligé de *saigner* lorsque le pouls annonçait l'*orgasme*, quand il y avait une difficulté de respirer et une douleur constante à l'hypocondre droit, et quand il n'hésitait point de déclarer à son confrère *que si un dépôt quelconque n'existait pas, du moins la stase considérable que démontrait le gonflement de l'hypocondre droit, menaçait d'abcéder ou de passer en gangrène*, prouve qu il tronque les textes en liant les symptômes énoncés à différentes époques; omettant les signes principaux qui forment l'ensemble du tableau d'après lequel se porte le jugement : il prouve en outre qu'il se soucie peu de la situation du patient, près de succomber à la crise par sa faiblesse; démontre qu'il ignore qu'une maladie, une fois établie, doit décrire sa *période*, et ne

---

(28) Comment ose-t-il donc critiquer ce qui a été fait ou non, avant qu'il ne vit le malade, vu qu'il ne put en juger le voyant journalièrement deux fois? C'est le comble de la vanité!

peut se terminer sans coction, qu'opèrent les forces restantes, qu'il méprise, vu qu'il n'hésiterait point de les enlever par une *saignée*, pour accélérer sa guérison artificielle, sans craindre de la rendre *éternelle.*

Les Remarques et les solutions détaillent à l'évidence cette réflexion. Pag. 31, 32, 33, 34, 35.

7°. Qu'aux autres termes, où il eût pu lui-même tenter la fortune en ouvrant la *veine*, savoir du 7 au 16 de la maladie, il se tut et ne dit mot sur cet objet, qui (selon sa façon de voir le malade exempt de *collection*), attaqué de la fièvre, souffrant du ventre, ayant l'hypocondre droit gonflé, et la respiration constamment gênée, exigeait les bains et les fomentations, et d'après son *illusion*, la *saignée ;* et jamais les purgatifs, qu'il prétendit employer pendant tout cet intervalle.

8°. Enfin, qu'en voulant s'excuser d'une erreur, il a démontré, par son propre aveu, être capable d'en commettre une plus grave; que, tâchant d'en charger les autres, il a prouvé à l'évidence, que, s'ils eussent pu *être coupables*, il devenait leur *complice.*

COROLLAIRES.

1. Cette querelle, où ne se trouve rien de *rare* que la gestion du célèbre Personnage qui me l'a suscitée, n'engendrera point à la vérité une nouvelle science : mais du choc de nos opinions pourrait bien naître une défiance utile ; et si le public éclairé en apprécie les conséquences, que de sang épargné pour le genre humain ? que de tourmens, que de langueurs et de consomptions vont dis-

paraître de notre horizon, suites inévitables de l'abus des saignées et des purgatifs!

2. On dira malicieusement que LA NATURE MÉDECIN est un *paradoxe*, qui bannit les remèdes et exclut l'art et l'artiste. Oui, cette phrase insidieuse est le subterfuge de l'ignorant et l'effet de la crédulité vulgaire; c'est la monnaie avec laquelle le fourbe paie ceux qu'il mène par le nez; en protestant que lui est le *guérisseur* et que la NATURE dépend de sa volonté dans les maladies : tandis que décliner leurs noms, griffonner sur un chiffon de papier l'hiéroglyphe d'un *Recipe* et ordonner une saignée, est l'affaire du moins habile : mais pour trouver *l'à-propos* et bien placer les moyens curatifs quelconques selon la marche de cette MÈRE VÉNÉRABLE, et être assez loyal pour détourner ses semblables des préjugés nuisibles qui les occupent touchant les prétendues *guérisons*, il faut de la science, du jugement, de l'expérience, de la probité, du désintéressement et du courage.

Au reste, je ne puis m'empêcher de répeter que c'est malgré moi que je me suis vu obligé, étant directement provoqué, de mettre au jour l'étonnant traitement qui a donné lieu à la treizième Observation de *la Nature Médecin*.

Mais j'annonce que toute satyre que m'attirera encore le développement des principes puisés *dans la Nature*, que je ne cesserai de suivre, sera reçue avec tout le mépris qu'elle mérite, et je n'y répondrai plus; mais je saurai profiter de toute critique honnête dont les hommes de l'art jugeront ces principes susceptibles.

J. F. VANASBROECK.

Bruxelles, le 25 Février 1797 (*v. st.*)

COPIE LITTÉRALE

DE LA TREIZIÈME OBSERVATION.

Je fus appelé en consultation le 20 Fructidor, l'an 4 (6 Septembre 1796), à dix heures du soir, rue Pép., à Brux., pour y voir le fils de M. R., âgé d'onze ans.

M. Kok, médecin traitant, me raconta ce qui suit. Il vit ce petit jeune homme le 28 d'Août : quoique d'une frêle constitution, sensible de caractère, et d'une fibre délicate, qu'annonçait un beau coloris, il jugea qu'il se portait bien, et vraiment depuis un an il était devenu robuste ; ce qui me constait, en ayant dirigé la santé pendant long-temps : une toux gutturale, beaucoup de viscosité à l'arrière-bouche le gênait : on lui dit que feu le docteur et professeur en médecine Van Leempoel lui donnait en pareil cas le kermès min., mais l'acide prédominait, et il préféra de lui passer quelques doses d'un grain d'ipecacuanha avec du sucre.

Il ne le revit que le 31. Il vomissait des matières aigres, la tête était lourde et le pouls agité : il le soumit à la diète et lui ordonna la magnésie, l'infusion de fleurs de sureau et de guimauve pour boisson.

On le manda le premier Septembre de grand matin ; une colique violente avait tourmenté le malade toute la nuit, ayant lâché quelques selles séreuses. Il était au lit, trempé de sueur; le visage défait, les lèvres et la langue sèches : celle-ci plus rouge que sale : la respiration un peu gênée, l'estomac se soulevait souvent; il se plaignait de soif et de douleurs dans le ventre, sur-tout des plus vives vers l'hypocondre droit : les urines rouges sans sédiment, le pouls fébrile, mais mol, une chaleur sensible occupait tout le corps.

Il jugea, d'après tels signes, que la transpiration refluée dans l'intérieur était l'origine de toute cette tragédie, et d'autant plus qu'une pareille constitution morbifique régnait en ville : la rappeler fut son indication; donc même régime; il y joignit une mixt. d'eau et de sirop de sureau, d'oximel et de deux drag. de sel polyc. ; il fit appliquer des herbes émollientes en guise de fomentation sur les parties souffrantes, et injecter des lavemens analogues.

Pendant la journée les symptômes s'accrurent tellement que le 2, après une cruelle nuit, la respiration était plus gênée, la fièvre augmentée et le derrière constipé : il fit réitérer les lavemens et ajouta des fomentations aux pieds.

Le 3, il parut se mieux porter : deux onces de manne, dissoutes dans le mélange cité, lui procurèrent deux selles.

Le 4 et le 5, même situation, même marche; le soir, nouvelle alarme, il fut pris d'un délire obscur. Le 6, il se trouva tout en sueur, la respiration était difficile, la douleur constante à l'hypocondre droit; les urines crues et ne correspondant point à l'orgasme, qu'annonçait le pouls; vers le soir tout allait de mal en pis : il opina pour les vésicatoires; mais les parens et les entourans inquiets, et se confiant plus aux évacuations, comme c'est l'ordinaire, coururent aux avis. On me rencontre, on me demande, j'arrive à l'heure susdite, je trouve le petit malade dans une position (*decubitus*) des plus alarmante, qui frappe toujours le premier coup-d'œil de l'observateur.

Il était couché sur le dos, penché du côté droit, le tronc affaissé, les jambes relevées, les épaules haussées, la tête en avant et entrelacée de ses bras : la respiration étouffante : l'hypocondre droit enflé, formant ballon à chaque inspiration : le pouls faible et des plus fréquent; les urines crues et abondantes, les selles libres, la soif passable, l'esprit présent, souffrant peu et noyé dans sa sueur.

Je n'hésitai point à l'aspect de ce tableau, de déclarer à mon confrère, *que, si un dépôt quelconque n'existait pas, du moins la stase considérable, que démontrait le gonflement de l'hypocondre droit, menaçait d'abcéder ou de passer en gangrène.*

Je ne pus qu'applaudir au traitement, et appuyer la même indication, savoir de tenter la résolution de l'engorgement des susdites parties, s'il y avoit encore lieu ; de diminuer les résistances en cas de collection et d'en faciliter l'issue, en calmant l'irritation; principe des plus vrai dans un état de douleur et d'éréthisme, et trop négligé pour le malheur de l'humanité; en un mot, tout purgatif fut condamné. Nous fîmes placer un vésicatoire à la nuque pour réveiller l'oscillation des solides et dériver les humeurs vers l'extérieur : le peu de forces vitales l'indiquait et défendait la saignée : on emmaillota tout le ventre d'une flanelle imbibée de vapeurs émollientes; on fit de même aux pieds ; on répéta les lavemens, même régime et même boisson. Le remède fut deux drag. de sel seign. de l'eau de sureau et l'oximel.

Nous le vîmes le 7 à sept heures ; il avait sommeillé ; il était moins malade ; mais les symptômes, quoique baissés, subsistaient en entier : nous n'ajoutâmes rien à notre première résolution, ce qui ne satisfaisait guères ceux qui mettaient leur confiance dans les évacuations ; nous voulûmes éviter le murmure en demandant d'autres consultans.

Vers midi, MM. Caels, médecin, et Ropol, chirurgien, nous furent adjoints ; après une longue discussion, on décida d'évacuer ; le soir on nous exhiba sept selles fétides ; le 8, douze autres, rangées par ordre de naissance, nous furent offertes comme autant de trophées d'une victoire remportée. On jetta l'appareil du ventre, on en méprisa jusqu'à l'idée ; on laissa le régime émollient pour se rassasier du spectacle de la garde-robe, qu'on fréquenta deux fois le jour jusqu'au 14. Chaque représentation fournissait au moins six selles. On ne pouvait mieux plaire aux assistans qu'en s'occupant de cette scène avec attention.

Le 15, après un mûr examen touchant l'état du petit malade, on fut surpris que malgré toutes ces excrétions la fièvre continuait, que la respiration était toujours difficile, et que l'hypocondre droit très-élevé l'entraînait de ce côté, quoique couché sur le dos. On crut que ce gonflement provenait du relâchement des solides et des matières croupissantes dans le canal intestinal, la langue d'ailleurs était sale ; donc il fallait évacuer à nouveaux frais ; et celui-là passait pour ridicule, qui n'attendait pas la guérison par l'abondance des purgations.

Le

Le 16, on discuta tous les points ; on convint d'appliquer les sangsues aux vaisseaux hémorroïdaux, d'où découlèrent six onces de sang, sans le moindre succès.

Le 17, la consultation fut augmentée par la présence de M. Hemelbauwer : on agita la question avec chaleur ; le dépôt devenait plus visible ; mais les selles fixèrent toujours la confiance et l'espoir. Le 18, on réappliqua les fomentations ; on suivit le malade jusqu'au 21, jour de sa mort.

Le cadavre fut ouvert le 22 ; on y trouva la concavité du lobe droit du foie abcédée ; le poumon du même côté détruit, et l'une et l'autre cavité remplie d'une matière purulente : le foie étoit en partie adhérant aux parois internes de l'abdomen.

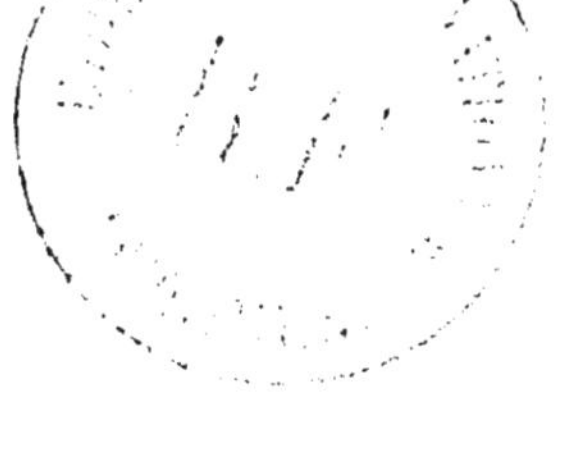

www.ingramcontent.com/pod-product-compliance
Ingram Content Group UK Ltd.
Pitfield, Milton Keynes, MK11 3LW, UK
UKHW021009180726
13838UKWH00003B/1497